# A PROPOS



## DE LA

# TUBERCULOSE GANGLIONNAIRE

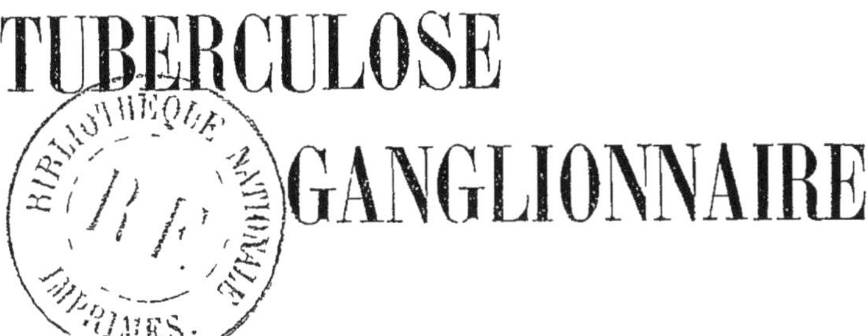

PAR

## D<sup>r</sup> Et. DAVID

Medecin consultant a Salies-de-Bearn
Ancien professeur a l'Ecole de Medecine de Limoges
Lauréat de l'Academie de Medecine
(Prix Pourat 1903)

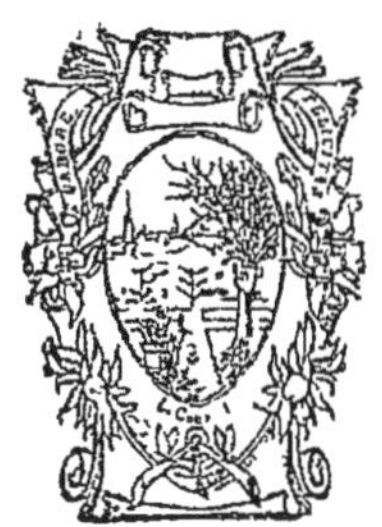

LIMOGES
IMPRIMERIE-LIBRAIRIE DUCOURTIEUX ET GOUT
7, RUE DES ARÈNES, 7

1908

# A PROPOS

## DE LA

# TUBERCULOSE
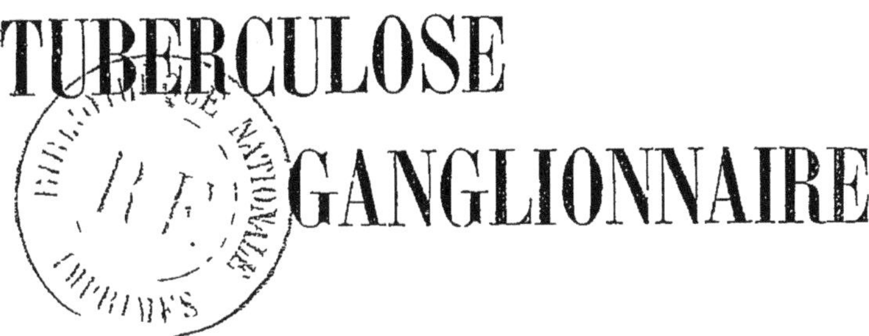

# GANGLIONNAIRE

PAR

## D<sup>r</sup> Et. DAVID

Médecin consultant a Salies-de-Béarn
Ancien professeur a l'Ecole de Medecine de Limoges
Lauréat de l'Académie de Medecine
(Prix Pourat 1903)

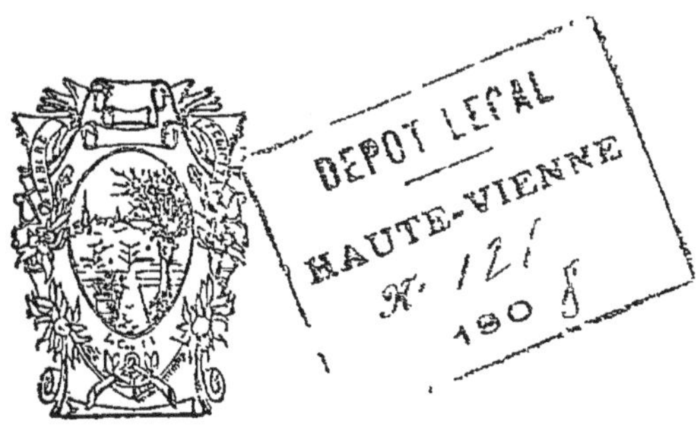

LIMOGES

IMPRIMERIE-LIBRAIRIE DUCOURTIEUX ET GOUT

7, RUE DES ARÈNES, 7

—

1908

# LA TUBERCULOSE GANGLIONNAIRE

La tuberculose des ganglions vient de faire l'objet,
en 1907, de plusieurs séances de la Société d'études contre
la tuberculose. Des praticiens éminents y ont affirmé en
termes excellents d'excellentes choses sur le traitement
médical et chirurgical de cette affection. Les diverses interventions opératoires ont été successivement appréciées à la
suite du rapport substantiel de M. Villemin ; les divers
schémas de la thérapeutique résumés en un rapport de
M. le professeur Robin : bien que le traitement général du
tuberculeux ganglionnaire y ait été soigneusement envi-
sagé, le traitement hydro-minéral a été pour ainsi dire
passé sous silence. Quelques confrères ont déclaré appliquer
à domicile, sur les adénopathies tuberculeuses, des solutions
salines qui rappellent la composition des eaux mères des
stations étrangeres. M. le D<sup>r</sup> Robin, dont la compétence
hydro-minérale semble indiscutable, a préconisé simple-
ment la théorie de l'absolutisme de la cure marine.

Il est nécessaire de résumer ici les séances de juin et
décembre 1907 pour comprendre pourquoi, parmi les confrères distingués qui ont traité de cette question, aucun n'a
voulu attirer l'attention sur l'efficacité du traitement hydro-
minéral chloruré-sodique qui s'adresse à la fois à la lesion
et a l'état général du tuberculeux ganglionnaire.

A la première réunion de juin, quelques protestations
s'élèvent contre le dogme de l'absolutisme de la cure marine. De même que tous les rhumatisants ne supportent pas
le salicylate de soude, de même que tous les tuberculeux
ne tolèrent pas egalement l'alimentation intensive, de même
que tous les typhiques ne sont pas systématiquement mis
à la balnéation et nous pourrions multiplier ces exemples
cliniques, de même il est clair que certains malades,
enfants ou adultes, présenteront des contre-indications
pour la cure marine. C'est ce qu'a fait excellement ressortir
le D<sup>r</sup> Barbier, médecin des services d'enfants, en des termes que nous rapportons ici (1).

(1) Extrait du *Bulletin médical,* p. 582-583 et suivantes.

« Dans le traitement des adénites tuberculeuses, il y a non seulement des indications à remplir, il y a aussi des contre-indications dont il faut tenir compte. Dans les adénites cervicales récentes, dans les adénites douloureuses, on doit s'abstenir de toute médication offensive... Les médecins, continue le D$^r$ Barbier qui connaît merveilleusement les engouements irréfléchis et obligatoires du milieu parisien, ont une tendance exagérée à envoyer au bord de la mer toutes les adénites tuberculeuses, quelle que soit leur période d'évolution. Or, il peut être dangereux de soumettre d'emblée certains malades au traitement marin : lorsque les adénites sont récentes et douloureuses ou lorsqu'elles sont très volumineuses. Dans ces cas on s'expose, même dans des climats doux *comme celui d'Hendaye*, à des poussées nouvelles ou à la suppuration des adénites volumineuses ; on s'expose aussi à des réveils du processus tuberculeux et à l'éclosion de généralisations tuberculeuses ; ce fait est d'autant plus important à connaître que les adénites cervicales s'accompagnent souvent d'adénopathies trachéo-bronchiques dont les réveils inflammatoires peuvent causer des accidents sur lesquels je n'insiste pas. Aussi, avant d'envoyer dans un climat marin des adénites récentes susceptibles de subir à l'excès son influence, il est prudent de tâter auparavant leur susceptibilité par une cure saline hydro-minérale. »

Nous avons nous-même, après d'autres pédiâtres, attiré l'attention sur les dangers que courent au bord de la mer les malades atteints de blépharites, conjonctivites, otorrhées, lésions souvent concomitantes avec les adénopathies et qui subissent une poussée aigue sous l'influence de l'air marin.

A la suite de la remarque clinique parfaitement juste présentée par le D$^r$ Barbier, M. le professeur Robin ajoute de son côté : « Je suis absolument d'accord avec M. Barbier sur le danger des poussées aigues locales ou des réactions générales que le climat marin est apte à produire dans le cas de grosses adénopathies ou chez les sujets dont l'irritabilité nerveuse est extrême ; pour ces malades, je prescris le traitement hydro-minéral avant le traitement marin. »

A la séance de la Société d'études contre la tuberculose de décembre 1907, la question revient de nouveau à l'ordre du jour (1). M. Villemin, s'appuyant sur l'expérience de M. Redard, reconnaît d'abord que la radiothérapie préconisée en juin « ne donne dans la tuberculose ganglionnaire que des résultats bien médiocres ; après une période d'enthousiasme en faveur de ce procédé thérapeutique, on est revenu à une appréciation plus exacte de sa valeur et cette valeur n'est pas considérable ; la question à l'heure actuelle paraît jugée. »

M. Bezançon, de son côté, fait remarquer que le climat marin s'adresse à l'état général et point à la lésion locale, et M. A. Robin, reprenant la parole, tient un langage tout autre que celui de juin :

« Depuis la séance dans laquelle j'ai lu mon rapport sur le traitement médical des adénites tuberculeuses, j'ai eu l'occasion d'observer *à Berck* un grand nombre de faits qui m'ont conduit à changer d'opinion sur quelques points. M. H. Barbier avait appelé l'attention de la Société sur les poussées tuberculeuses auxquelles le climat marin expose les enfants ayant des adénites volumineuses ou récentes ; selon M. Barbier, ce danger existerait même dans des climats très doux, peu excitants, comme celui de Hendaye, à *fortiori* serait-il à craindre dans le climat rude et excitant de Berck. Je redoutais les reactions générales et les complications méningées que le séjour au bord de la mer me paraissait susceptible de provoquer dans les cas de grosses adénopathies récentes ; une enquête approfondie, que j'ai poursuivie à Berck, m'a démontré que ce danger est illusoire. »

Pourquoi ces oppositions à quelques mois d'intervalle et après une enquête officielle ? La clinique a-t-elle changé ? Nullement, mais la première affirmation comportait pour les climats marins, aujourd'hui si en vogue, une impression fâcheuse, et les intérêts de certaines plages à la mode pouvaient être touchées. Hendaye et Berck, *plages officielles*

(1) Compte rendu du *Bulletin médical*, p. 1141 et suivantes.

de l'Assistance publique, du reste encombrées, en subissaient un contre-coup fâcheux. Cela est si vrai que M. Villemin déclare (1) : « Nous envoyons nos malades à Berck parce que nous ne pouvons faire autrement, mais il serait extrêmement désirable que l'Assistance publique créât, pour ces enfants, un service spécial qui permettrait de désencombrer l'hôpital maritime. »

Malgré cette franchise de M. Villemin, il fallait officiellement réparer le préjudice moral causé aux climats administratifs, et la séance de décembre n'a pas d'autre but.

Qu'il nous soit permis de repondre que lors de la fondation du sanatorium d'Hendaye et antérieurement à cette fondation, l'Assistance publique avait procédé à des enquêtes cliniques approfondies. Elle avait partagé en divers groupes ses malades, enfants ou adultes, atteints de tuberculoses dites chirurgicales, et les avait adresses aux diverses stations chlorurées sodiques de France.

Un rapport favorable, dont tout le monde peut encore prendre connaissance, avait été rédigé en faveur de Salies-de-Béarn, ou les eaux et le climat avaient assure des résultats très supérieurs à ceux obtenus autre part. Et ce furent des considerations auxquelles la thérapeutique resta tout à fait étrangère qui, au dernier moment, firent choisir la plage d'Hendaye.

A un moment où le traitement de la tuberculose ganglionnaire revient à l'ordre du jour, il est bon de rappeler ces faits. Nous voulons, à leur appui, citer des observations cliniques avec les réflexions qu'elles entraînent. En faisant cela, nous n'ignorons pas que nous irons à l'encoutre du snobisme et des tendances officielles, mais nous ferons œuvre clinique.

En nous limitant à la période de 1903 a 1905, nous retrouvons cinquante-cinq observations de malades traités à Salies-de-Béarn pour divers cas de tuberculose ganglionnaire. Cette période permet d'apprécier déjà des résultats éloignés.

Le sort de quatre malades nous est resté inconnu.

(1) *Bulletin médical* déjà cité.

Sur dix-huit cas où existait un trajet fistuleux, il a été tari seize fois en deux mois de traitement.

Vingt-sept adénopathies non ramollies et de volumes divers ont été réduites.

Six autres n'ont pas été influencées, car elles appartenaient à des formes dures, dejà sclérosées ou à de gros adénomes justiciables seulement de l'intervention chirurgicale.

Deux malades, depuis cette époque, ont succombé a la tuberculose pulmonaire.

Voici quelques observations détaillées qui montrent comment varient, suivant les diverses formes d'évolution des adénopathies, les diverses applications thérapeutiques du traitement chloruré-sodique.

Obs. I. — De L .., 4 ans. Adénopathie cervicale droite, ayant évolué en quelques jours sans fièvre mais avec douleur et mauvais état général : la glande atteignait le volume d'une mandarine. Les applications simples de compresses d'Eaux-Mères firent rapidement disparaître les douleurs et amenèrent, en quinze jours, une résolution complète. La balnéation ne fut pas employée à cause d'une éruption cutanée prurigineuse assez étendue.

Obs. II. — M<sup>lle</sup> B..., 21 ans. Manifestations de lymphatisme dès l'enfance sous forme de kératites et conjonctivites répétées ; présente depuis un an adénite double du creux axillaire : à gauche, le paquet ganglionnaire est gros comme une grosse orange et présente trois trajets fistuleux, consécutifs à un ramollissement et d'où s'écoule toujours un peu de pus. Le traitement consiste en bains progressivement dosés et douches filiformes projetées sur les régions malades. Ces douches, déterminant une légère réaction, sont remplacées par des applications de compresses d'Eaux-Mères, comme dans l'observation n° 1. Après deux mois de cure, les ulcérations et trajets sont fermes et le volume des glandes est, de part et d'autre, réduit à celui d'une noix.

Obs. III. — M<sup>me</sup> S..., adressée par le D<sup>r</sup> Foix, d'Oloron, voit pendant une grossesse se développer un ganglion volumineux, formant sous l'aisselle de gauche une grosseur assez regulière de 10 cent. de diamètre, dont la saillie est manifeste au-dessous du grand pectoral. Nous la soumettons d'une part à la balnéation progressive, puis d'autre part à des applications de petites douches filiformes supportées sans réaction vive pendant quatre à cinq minutes. Après quatre semaines de traitement, la glande était réduite au volume d'une mandarine et trois mois après à ses dimensions normales.

Obs. IV. — M. T..., de Saintes, 42 ans, est porteur depuis deux ans de trois ganglions cervicaux énormes et difficiles à isoler les uns des autres par la palpation. En mesurant le cou de chaque côté, le demi-diamètre du milieu de la pomme d'Adam à la nuque est à droite de 14 cent. et à gauche de 20 cent. 1/2. Outre la balnéation, le malade reçoit quelques douches filiformes alternant avec des applications de compresses d'Eaux-Mères. Bien que son départ, après trois semaines de traitement, soit prématuré, nous constatons déjà une diminution de 3 cent. du côté malade et trois mois après le malade nous fait savoir, avec joie, que son cou est redevenu symétrique par l'application continue de compresses d'Eaux-Mères.

Ces quatre observations mettent en relief les deux modes de traitement local usités à Salies-de-Béarn : compresses d'Eaux-Mères ou douches filiformes salées.

Ces dernières sont formées par l'eau minérale pure, dirigées directement à forte pression sur le point malade pendant un temps variable suivant la plus ou moins parfaite tolérance des téguments cutanés d'abord et la réaction plus ou moins vive du ganglion malade ensuite. Lorsque la susceptibilité de la peau et la sensibilité de la région atteinte contre indiquent cet énergique traitement, nous appliquons des compresses ou de la pommade d'Eaux-Mères. Redisons-le en passant, les Eaux-Mères en usage à la station ne sont presque jamais les mêmes que les sels concentrés d'Eaux-Mères que les praticiens trouvent la plupart du temps en vente dans les pharmacies pour le traitement à domicile, et elles sont les seules à contenir une grande proportion d'iodures alcalins.

Sous l'influence de l'un ou l'autre de ces traitements, la régression se fait plus ou moins rapidement et souvent sans réaction préalable. Quelquefois, il se produit une irritation locale légère et un gonflement passager qui cède bientôt pour laisser l'effet produit par la cure hydro-minérale se continuer ensuite régulièrement pendant les semaines qui suivent.

Nous choisissons maintenant deux observations prises parmi les malades porteurs d'adénopathies en voie de ramolissement et dejà traitees par d'autres interventions.

Le rôle du chirurgien n'est pas fini, en effet, quand il s'est borné, avec une dextérité parfaite, à inciser, extirper ou injecter un ganglion malade. L'intervention, avec ses inconvénients esthétiques, ses dangers de généralisation, n'est qu'un pis-aller.

C'est M. Villemin lui-même qui le déclare dès le début de son rapport sur le traitement chirurgical des adénopathies tuberculeuses et voici ses propres termes (1) :

« Les adénopathies tuberculeuses, justiciables des moyens médicaux, constituent l'immense majorité des cas ; le traitement chirurgical doit rester l'exception. Les cas qui se présentent au chirurgien sont presque toujours le rebut des autres méthodes, soit par incurie, soit par impossibilité matérielle de se soumettre à un autre traitement, les malades laissent évoluer les lésions jusqu'a un stade avancé et le chirurgien n'est appele qu'à la periode de ramollissement ou de fistulisation des ganglions... Aussi bien le traitement chirurgical n'a-t-il jamais eu la prétention de guérir la maladie, mais d'en ameliorer une des localisations. »

Après l'intervention chirurgicale, la récidive sur place ou dans le voisinage est fréquente, la tuberculose gagnant un autre point de l'économie ou continuant à évoluer sur les points voisins. Il faut, pour compléter l'intervention chirurgicale, agir energiquement sur l'état général, et M. Robin lui-même reconnaît que dans ce cas le climat marin n'est pas recommandable. « On peut envoyer sans crainte les enfants atteints de tuberculoses ganglionnaires au bord de la mer, à une condition toutefois, c'est qu'ils n'auront pas subi l'intervention chirurgicale; l'absence de méningite a été notee par M. Calot chez les enfants non opérés ; au contraire, la méningite tuberculeuse n'est pas absolument exceptionnelle chez les petits malades auxquels on applique des traitements chirurgicaux (2) ». Cet aveu

(1) *Bulletin médical,* 1907, p. 677.
(2) *Bulletin médical,* page 1141, 1905.

est précieux dans la bouche de celui qui se déclare aujour-
d'hui partisan toujours et quand même du climat de Berck.

Voici nos deux observations :

Obs. V. — M^lle L..., 19 ans. Première adénite sous-maxillaire
gauche caséifiée; grattage par le D^r Chénieux, de Limoges;
récidive dans un ganglion de la chaîne carotidienne, puis dans le
ganglion pré-auriculaire gauche. Nouvelles interventions, nouvelles récidives dans la chaîne carotidienne. Cette malade, dont
l'état général est déplorable, est adressée à Salies par les soins
de l'Assistance publique. Bien que son séjour ait été d'une durée
insuffisante, nous avons obtenu la fermeture des trajets fistuleux
et avons pu constater quatre mois après que les ganglions atteints
avaient été réduits du volume d'une noix à celui d'une amande.
Malheureusement son hérédité était fort chargée au point de vue
tuberculeux; son état social ne lui permettait pas de prendre les
soins nécessaires et elle vient de succomber à une atteinte de
tuberculose pulmonaire.

Obs. VI. — M. B..., 35 ans, est porteur d'une adénite sous-
mentonnière droite; malgré les injections modificatrices, le
ramollissement s'est produit assez rapidement et un trajet fistuleux persiste à la suite de l'incision. Un ganglion voisin s'infecte
à son tour, nouvelle incision, nouvelle fistule et extension à tout
le paquet sous-maxillaire. Le malade qui a entendu parler de
Salies y vient de lui-même, sans y être envoyé par aucun médecin. Nous constatons que les glandes sont douloureuses, variant
aux alentours des dimensions de grosses ou petites amandes; les
trajets fistuleux suppurent toujours. Le traitement est conduit
avec beaucoup de prudence et peu d'intensité, pour éviter toute
réaction vive. Les trajets fistuleux se ferment en un mois et demi
et les adénopathies se réduisent de moitié. Quatre mois plus tard
le malade nous confirme sa guérison et depuis deux ans n'a pas
présenté de récidives.

Nous ne voulons pas multiplier ces observations qui
seraient toutes similaires; celles-ci suffisent à montrer ce
que donne la cure de Salies-de-Béarn. Nous devons faire
remarquer d'abord que par suite de la minéralisation extrêmement riche de ses eaux — la plus riche, a écrit Garrigou —
ce n'est pas, comme on l'a dit à la Société d'études sur la
tuberculose, une concentration de 6 à 10 °/₀ qui est tolérée.
Ce taux est celui des stations plus faiblement salées ou des

bains artificiels préparés à domicile ; mais, par l'adaptation progressive au milieu thermal, nos malades s'habituent sans malaise aux bains représentant 20 et 24 %. Leur organisme, dont la minéralisation est défectueuse, dont les défenses sont affaiblies et les réflexes épuisés, bénéficie dans la plus large mesure de l'action combinee des chlorures, sulfates et carbonates alcalins, du brome, de l'iode et des iodures que nulle autre source que celle du Bayâa ne peut leur offrir. Sous l'influence de la balnéation salée, nous constatons, parallèlement aux améliorations locales, l'amélioration de l'état général que M. le professeur Robin caractérise ainsi : « Un accroissement de l'appétit, un réveil des forces et de l'energie vitale avec engraissement et augmentation de poids ».

Comment, en outre de l'état général, la cure de Salies améliore les adénopathies quelle que soit leur évolution, il est facile de le comprendre après lecture des observations ci-dessus.

Aux formes torpides et à celles qui ne semblent pas en voie de caseification, nous appliquons la douche filiforme. Ce jet sale, à température variable et dont la dimension se trouve définie toute seule, par le mot lui-même, est projeté sur le point malade pendant une durée variable et à des intervalles plus ou moins reguliers. Nous l'employons aussi pour les ganglions fistulisés. Il détermine sur la région malade une réaction locale qui produit un afflux leucocytaire, favorise la fonte des masses caséeuses, déterge les fonds ramollis et active le processus de bourgeonnement et de réparation. C'est un fait d'expérience clinique reconnu que la suppuration est souvent évitée ainsi et que lorsqu'elle s'est déja produite avant le traitement, la cicatrisation se fait plus rapide, plus souple et moins disgracieuse.

Les adénopathies recentes, douloureuses, pour lesquelles le D$^r$ Barbier redoute, à juste titre, le coup de fouet des climats marins, sont réservées à une balnéation plus légère et à l'application de compresses d'Eaux-Mères. Ces Eaux-Mères, solution concentrée bromo-iodée-chlorurée, agissent par leur triple agent chimique ; elles ont une action sédative, révulsive et résolutive ; leur température et leur durée d'application se dosent aisément. L'efficacité des sels d'Eaux-Mères vendus pour le traitement à domicile et appliqués à distance est loin d'être la même que celle des solutions employées sur place et concurremment avec la balnéation. Il est intéressant de noter que le résultat n'est pas toujours obtenu dès le debut du traitement ; il n'est pas rare de voir les phénomènes de résolution ne se produire et s'accentuer que dans les semaines terminales pour ne donner leur plein effet qu'après la cessation du traitement : il est fréquent aussi de noter une légère réaction au début de la cure, réaction qui n'est pas indispensable au résultat et qui manque souvent.

Un dernier avantage qu'offre la cure de Salies-de-Béarn est la possibilité d'y soumettre les malades à des époques de l'année où les autres stations chlorurées-sodiques, stations d'altitude pour la plupart, ne sont pas accessibles par suite de leur climatologie. Dès mars et jusqu'à novembre, les malades peuvent venir y subir une cure plus intense et en même temps plus graduée que la cure marine, y prolonger celle-ci ou la devancer si cela est nécessaire au printemps ou dans l'arrière-saison.

C'est fort de l'expérience clinique des résultats ainsi obtenus que le professeur Trélat écrivait il y a de longues années au Dʳ Lejard :

« **N'oubliez pas de mettre en relief les cures rapides et presque miraculeuses de Salies-de-Béarn, dans les vieux abcès froids, les suppurations ganglionnaires et les ulcères strumeux qui ont pendant tant d'années lassé la patience du praticien et épuisé auparavant toutes les ressources de la thérapeutique** ».



Limoges, imp Ducourtieux et Gout, rue des Arenes, 7.